# UN MOT

SUR LES

# MALADIES

SECRÈTES

———————

DIJON

PHARMACIE J. BRUN
27, rue Guillaume, 27

# UN MOT

SUR LES

# MALADIES SECRÈTES

DIJÓN, IMPRIMERIE F. CARRÉ

# UN MOT

SUR LES

# MALADIES

SECRÈTES

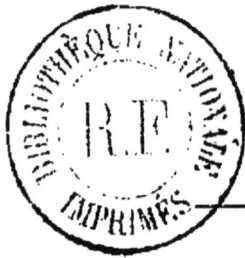

DIJON

PHARMACIE J. BRUN

27, rue Guillaume, 27

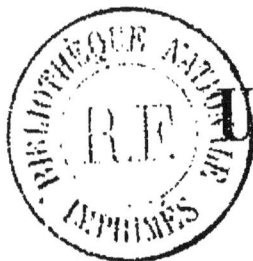

# UN MOT

## SUR LES

# MALADIES SECRÈTES

Pendant longtemps on a désigné toutes les maladies provenant d'un coït impur par un même nom, et on les a aussi toutes considérées comme ayant pour cause le même virus, attribuant les différents accidents à divers degrés de la même affection. Depuis, et après de nombreuses observations, on a reconnu la diversité de ces maladies et on

les a classées en deux catégories
bien distinctes. En effet, les unes sont
locales, ne s'étendent jamais dans l'organisme et n'amènent par conséquent
pas de ravages inquiétants ; les autres,
au contraire, ne sont point limitées aux
parties qu'elles affectent, elles peuvent
envahir tous les tissus et elles parcourent depuis l'épiderme jusqu'à la moëlle
des os. Pendant cette période, elles
prennent toutes les formes possibles,
commençant par le chancre, finissant
par la carie des os.

On voit que ce sont des maladies redoutables et qu'elles peuvent avoir les
résultats les plus terribles.

Il faut donc, dès que l'on en aperçoit les premiers symptômes, avoir recours aux personnes capables de les soigner et ne rien négliger pour arriver à une sûre guérison.

## DE LA BLENNORRHAGIE, GONORRHÈE, CHAUDE PISSE :

La blennorrhagie est le type des maladies vénériennes non virulentes, elle fait partie de la première catégorie, c'est la plus commune de toutes et elle se transmet très facilement. On admet la possibilité de son existence sans qu'il y ait eu contact immédiat avec une personne malade. Dans ce cas, on attribue l'infection à l'influence d'une foule de causes, telles que : les flueurs blanches, les pertes menstruelles, le coït prolongé surtout lorsqu'il a lieu après une forte libation, les asperges, le vin blanc, la bière, les mets épicés, etc.

SYMPTÔMES :

C'est du deuxième au dixième jour après le rapprochement sexuel que la gonorrhée se déclare. On commence par sentir une démangeaison au bout du membre viril, il apparaît un peu de rougeur, puis une goutte blanche, et une sensation de brûlure se manifeste pendant l'émission de l'urine. Le mucopus blanc devient d'un blanc verdâtre et la douleur en urinant augmente, jusqu'à devenir très intense.

L'inflammation reste alors stationnaire ; ensuite arrive la période décroissante et l'inflammation disparaît peu à peu ; mais un écoulement subsiste toujours, il est bien rare qu'il disparaisse sans traitement. Dans les premiers jours, le mal est localisé au bout de la verge : on sent, au toucher, le siége de la pustule ; plus tard, le mal s'étend dans tout le canal et envahit même quelquefois la prostate et la vessie.

La gonorrhée ne se présente pas toujours avec ces symptômes, il n'est pas rare de voir un écoulement sans douleur et sans inflammation et le pus étant toujours blanc ; cette forme est surtout commune après une rechute.

Le canal n'est pas toujours non plus le siége de la blennorrhagie, elle se localise aussi entre le gland et le prépuce ; alors elle change de nom, porte ceux de balano posthite et de chaudepisse bâtarde. Dans ce cas, elle est moins douloureuse et plus facile à guérir.

RÉGIME

Quand on a observé les faits qui viennent d'être énumérés, on est sûr d'avoir
affaire à une blennorrhagie. Il faut que
le malade suive immédiatement un régime, condition essentielle pour arriver
à un bon résultat. Qu'il s'abstienne de
tout coït ; qu'il ne boive ni vin, ni
bière, ni liqueurs, ni café, et qu'il ne
mange pas de mets épicés.

L'équitation, la marche, la danse et
tous les exercices de ce genre sont con-
traires à la guérison de la chaudepisse. Il faut porter un suspensoir,

pour prévenir les accidents qui viendraient compliquer la maladie. On doit laver très souvent les parties malades et ne pas oublier surtout de se laver les mains après avoir touché le pus; car la moindre parcelle portée sur les yeux déterminerait une grave ophthalmie.

L'on peut boire à sa soif de l'eau rougie, du sirop de gomme, du sirop d'orgeat, de la limonade et d'autres boissons non alcooliques.

TRAITEMENT :

Plusieurs méthodes sont suivies pour la guérison de la blennorrhagie. L'une est dite abortive, elle consiste à employer dès le premier jour une injection caustique ; soit au nitrate d'argent, soit au chlorure de zinc.

Ces agents énergiques donnent souvent de bons résultats, souvent aussi les effets n'en sont pas très satisfaisants. Mais un inconvénient en est inséparable ; c'est la possibilité de produire des rétrécissements après le traitement. Une autre méthode consiste à employer de suite des injections diluées,

et une médication interne. Dans la ma-
jorité des cas, l'inflammation continue,
le mal augmente et il faut avoir recours à d'autres moyens.

La méthode que je conseille, la
plus rationnelle et la plus sûre pour
arriver à une parfaite guérison, se di-
vise en deux parties; la première com-
prend la période inflammatoire, la se-
conde celle de déclin.

### TRAITEMENT DE LA PÉRIODE INFLAMMATOIRE :

Il faut observer strictement le régime
indiqué ci-dessus, boire par verrée de

un à deux litres de tisane sèche de la pharmacie J. Brun, prendre un grand bain de deux heures tous les jours ou tous les deux jours, suivant l'acuité de la maladie, ou le tempérament du patient. S'il y avait du gonflement, on prendrait des bains locaux.

### TISANE SÈCHE DE LA PHARMACIE J. BRUN:

Cette boisson a une immense supériorité sur toutes les tisanes chaudes. Elle a de plus l'avantage d'être toujours prête, d'être très facile à emporter avec soi à cause de son petit volume.

Pour obtenir cette tisane, on n'a qu'à mettre un paquet de poudre dans un litre d'eau froide et à l'agiter; ou si l'on préfère mettre une cuillerée à café dans un verre d'eau.

Cette boisson peut être prise à toute heure de la journée; mais de préférence un peu avant ou un peu après les repas.

### TRAITEMENT DE LA PÉRIODE DE DÉCLIN :

Quand la douleur produite par l'émission de l'urine a disparu, et quand l'écoulement est bien enrayé, on supprime les boissons émollientes et les grands bains. L'on prend trois pilules antiblennorrhagiques le matin à jeun, trois une demi-heure avant de manger à midi, et trois le soir une demi-heure avant de manger ou trois heures après. On peut en prendre quatre chaque fois. On fait en même temps trois injections par jour avec l'injection végéto-astringente, une le matin, une à midi et une le soir.

Dès les premiers jours de ce traitement, l'on s'aperçoit d'une amélioration sensible. La suppuration devient de moins en moins abondante et enfin elle cesse ; arrivé à cette période, on serait

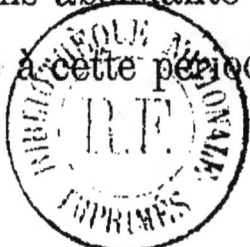

imprudent de se croire guéri ; on doit
continuer la médication huit ou dix
jours après que toute trace de liquide
opaque sur le méat a disparu, afin
d'empêcher les rechutes si communes
et souvent si difficiles à guérir ; c'est à
ces récidives que l'on doit la plupart
du temps ces suintements rebelles ap-
pelés vulgairement goutte militaire.

### PILULES ANTIBLENNORRHAGIQUES :

Ces pilules réunissent tous les élé-
ments désirables pour arriver à une
prompte solution ; elles sont préparées

avec beaucoup de soins et avec des matières de premier choix ; elles ne sont composées que de matières végétales éminemment propres à la guérison de la gonorrhée ; elles n'ont aucune saveur ; elles ne renferment ni substances corrosives, ni substances inertes ; leur enveloppe, d'une digestion facile, leur fait donner la préférence sur bien d'autres congénères. L'assimilation en étant facile, on n'a jamais à craindre aucune désorganisation des fonctions digestives. Ces propriétés font de ces pilules un vrai spécifique contre la blennorrhagie.

Pour les prendre, on n'a qu'à les

mettre dans la bouche et boire une gorgée d'eau pour les entraîner dans l'estomac.

## MANIÈRE D'EMPLOYER L'INJECTION VÉGÉTO ASTRINGENTE :

Le bienfait que l'on peut attendre d'une injection dépend non-seulement de sa composition, mais aussi de la manière de l'employer. Pour retirer d'une injection tout le fruit qu'on peut en espérer, il est urgent de s'astreindre aux règles suivantes : commencer par uriner, faire des injections qui ne produisent pas de douleur, mais simple-

ment un léger picotement. On modère
l'action du médicament en l'addition-
nant d'une certaine quantité d'eau si
le liquide pur donne une sensation de
brûlure pendant ou après son introduc-
tion dans le canal ; on l'étend d'eau,
jusqu'à ce que la douleur soit à peine
sensible. On pratique l'injection de la
manière suivante : retirer le piston de
la seringue, verser le liquide dedans,
remettre le piston, introduire la seringue dans le méat, la maintenir avec
le pouce et l'index de la main gauche,
pousser le piston avec l'index de la
main droite, retirer la seringue et
tenir fermé le canal pendant deux ou

trois minutes pour empêcher le liquide de sortir immédiatement.

### GOUTTE MILITAIRE, SUINTEMENT :

Ici la médication indiquée plus haut ne suffit pas toujours ; on a recours aux pilules antiblennorrhagiques ferrées, et à l'injection au kino. Dans ce cas, les toniques doivent venir en aide aux spécifiques ; car ces suintements sont le plus souvent entretenus par un appauvrissement du sang ; aussi n'est-il pas rare de voir céder ces écoulements rebelles à l'influence de préparations réparatrices ; tandis qu'ils avaient résisté à tous les autres moyens.

Les pilules antiblennorrhagiques ferrées et l'injection au kino étant des toniques énergiques, viennent se placer en première ligne pour la guérison de la goutte militaire.

## BALANO POSTITHE OU CHAUDE PISSE BATARDE :

Cette gonorrhée a pour siége la membrane muqueuse qui tapisse le gland et le prépuce ; elle n'est pas douloureuse, elle est moins grave que les autres formes ; presque toujours, des mèches de charpie imbibées d'une solution astringente suffisent pour la guérir en quelques jours.

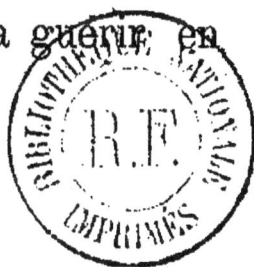

Dijon, imprimerie. F. Carré.

www.ingramcontent.com/pod-product-compliance
Lightning Source LLC
Chambersburg PA
CBHW060513200326
41520CB00017B/5024